ÉTUDE

SUR

L'ALIMENTATION THÉRAPEUTIQUE

ET

LA SURALIMENTATION

PAR LE

Dr P. GUERDER

———

PARIS

IMPRIMERIE ÉDOUARD DURUY ET Cie

22, RUE DUSSOUBS, 22

—

1886

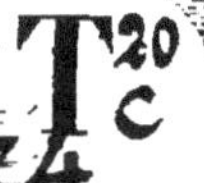

ÉTUDE

SUR

L'ALIMENTATION THÉRAPEUTIQUE

ET

LA SURALIMENTATION

PAR LE

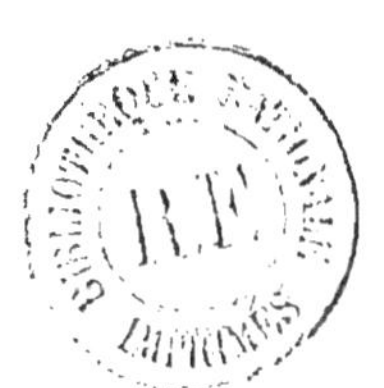

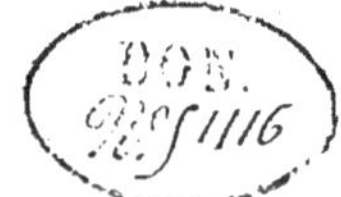

Dᵣ P. GUERDER

PARIS

IMPRIMERIE ÉDOUARD DURUY ET Cⁱᵉ

22, RUE DUSSOUBS, 22

—

1886

ÉTUDE

SUR

L'ALIMENTATION THÉRAPEUTIQUE
et la Suralimentation

CONSIDÉRATIONS GÉNÉRALES

L'alimentation a pour but de réparer les pertes que subit l'organisme, par suite des mouvements vitaux intérieurs et extérieurs. Ce besoin de réparation est commandé, à l'état de santé, par les sensations de la faim et de la soif. Il est satisfait par l'apport de toute substance alimentaire capable de subir dans les voies digestives des transformations chimiques produites par les sécrétions salivaire, gastrique, pancréatique et intestinale. Ces transformations sont l'essence fondamentale de la digestion et constituent des phénomènes purement chimiques, combinaisons, dédoublements, hydratations. A l'état normal, ce travail chimique est puissamment secondé par des influences nerveuses, telles que le désir, la vue, l'odorat, le goût, influences qui font de l'alimentation non seulement la satisfaction d'un besoin, mais une des jouissances les plus vives de l'homme.

A l'état de maladie, au contraire, les choses sont loin de se passer de même. L'organisme subit des pertes souvent plus fortes qu'à l'état de santé ; ces pertes viennent s'ajouter à des pertes antérieures non réparées ; dans toute l'économie, il existe de grands besoins de réparation et cependant non seulement ces besoins ne se traduisent plus par la sensation de la faim, mais la simple vue des aliments les plus propres à flatter le goût et l'odorat ne provoque qu'un sentiment de répulsion et de dégoût.

Il semble donc que l'économie s'abandonne et que la force qui préside a l'harmonie générale et à la conservation de l'organisme, soit annihilée ou pervertie. Ces cas se présentent, même lorsqu'il n'existe aucun danger imminent de destruction, ni aucune altération matérielle des organes qui président à l'élaboration des aliments. Ces derniers, introduits dans les voies digestives, soit artificiellement, soit que le malade surmonte sa répugnance, peuvent être parfaitement digérés et concourir à la réparation organique, aussi bien qu'à l'état de santé.

C'est donc principalement contre la répulsion des malades que le médecin, remplaçant la prévoyance de la nature en défaut, aura à lutter. L'alimentation spontanée étant impossible, il faut recourir à d'autres moyens pour soutenir et relever les forces. C'est de cette nécessité qu'est née l'*alimentation thérapeutique*.

Les agents qui sont employés dans l'alimentation thérapeutique sont choisis parmi les aliments habituels. La première condition de ces aliments est de posséder un pouvoir nutritif très élevé, sous un petit volume. Ils doivent, de plus, être de facile digestion, et cette condition est généralement remplie par leur réduction à l'état de poudres impalpables, dont les grains microscopiques sont facilement attaqués par les sucs digestifs. Il est essentiel, toutefois, que cette pulvérisation ne soit pas opérée à l'aide du pilon, dont l'action détermine une modification chimique de toutes les substances organiques qui y sont soumises. Enfin, ces poudres ne doivent avoir ni goût ni odeur désagréable au malade.

Pour l'alimentation thérapeutique, on a choisi de préférence les substances albuminoïdes. La matière albuminoïde ou protéique est, en effet, l'aliment par excellence; les substances hydrocarbonnées jouent un rôle moins important dans la nutrition. Les malades ont, d'ailleurs, moins de répugnance pour ces dernières et en absorbent toujours une certaine quantité sous la forme de sucre, de féculents, d'alcools, etc.

C'est à la viande que l'on a songé d'abord, puis au sang, aux légumes les plus riches en protéine, aux œufs, au lait, aux peptones. Ces diverses substances ont été desséchées et pulvérisées, de façon que leur volume se trouve réduit de quatre à six fois.

Quelques-uns de ces produits doivent être rejetés : Les poudres d'œufs et de lait, par exemple, délayés dans un véhicule quelconque, ne plairont jamais plus à un malade que du lait ou un œuf frais ; la protéine végétale est beaucoup moins digestible et moins assimilable que la protéine animale, et cette dernière devra toujours lui être préférée. Il ne reste donc, pour fixer notre choix, que les matières albuminoïdes animales.

Ainsi que nous l'avons déjà dit, dans l'alimentation thérapeutique, la question de préparation culinaire des aliments disparaît. Il ne s'agit plus d'aliments, dans le sens habituel du mot, flattant le goût et l'odorat, mais de produits *nutrimentaires*. Une cuillerée de poudre de viande ou de peptone, par exemple, n'est plus du tout le morceau de filet correspondant. C'est un produit chimique, nutrimentaire, auquel nous n'avons qu'à demander d'être facilement absorbé par le malade, d'être digéré et de concourir le plus efficacement possible à la nutrition ; celui qui atteindra le plus sûrement et le plus rapidement ce but, dans un cas donné, est aussi celui que nous devons préférer.

Toutes les substances albuminoïdes, dont l'albumine est le type, albumine, masculine, fibrine, caséine, protéine, végétale, sont à très peu près identiques, tant sous le rapport de leur composition chimique, que sous le rapport des transformations qu'elles subissent dans l'appareil digestif, c'est-à-dire de leur valeur nutritive Tous ces produits sont destinés finalement à fournir au sérum sanguin l'albumine, qui est transportée ensuite à tous les tissus pour y être assimilée ou brûlée.

La nature des éléments minéraux qu'ils renferment varie seule dans de notables proportions : *Mais au point de vue général de la nutrition*, dit Voit, *toutes ces substances sont équivalentes, et il ne faut envisager l'aliment qu'au point de vue de l'albumine qu'il renferme.* Plus loin, cet auteur dit encore : *L'aliment qui se digère le plus facilement et le plus vite est celui dont les éléments se rapprochent le plus des éléments du sang.* C'est pour cela que pour l'alimentation de l'homme en santé, la viande doit être considérée comme l'aliment par excellence, mais dans l'alimentation artificielle de l'homme malade, on peut admettre *a priori* qu'elle peut être remplacée par l'albumine et la fibrine du sang.

De la poudre de viande.

La poudre de viande, employée depuis longtemps dans certains pays, expérimentée déjà du temps de Louvois pour l'alimentation des armées en campagne, a été introduite récemment dans l'alimentation thérapeutique par les travaux de MM. Debove et Dejardin-Beaumetz.

Elle fut accueillie avec une extrême faveur par le corps médical, mais cette faveur ne fut pas partagée au même degré par les malades. Lorsque la poudre de viande est bien préparée et fraîche, elle constitue un excellent nutriment, très nourrissant et très digestible, dont le goût et l'odeur n'ont rien de désagréable.

Malheureusement, les poudres que l'on trouve dans le commerce ne se présentent pas dans d'aussi bonnes conditions. Avec quelque soin que l'on ait dégraissé la viande, avant de la faire sécher, elle retient toujours 6 à 7 0/0 de graisse, qui s'oppose à sa parfaite conservation et qui, en rancissant, lui donne ce goût et cette odeur si désagréables d'acide butyrique. Pour éviter cet inconvénient, on a cherché à débarrasser la viande de toute trace de corps gras, en la faisant macérer dans l'alcool ou dans l'éther ; dans cet état, elle se conserve mieux, mais ce mode de préparation présente d'autres inconvénients : il enlève à la viande ses principes solubles, de l'albumine, les matières extractives et la plus grande partie des sels ; en même temps, la musculine est durcie, racornie, transformée en un produit chimique de digestion très difficile.

Les malades qui sont soumis à l'usage de la poudre de viande se plaignent de pesanteurs d'estomac, d'éructations fort désagréables et refusent d'en continuer l'usage.

Les médecins eux-mêmes montrent moins d'empressement à la prescrire, et quoique son introduction dans la thérapeutique ne remonte pas à plus de trois ans, on peut dire que l'enthousiasme qu'elle a provoqué faiblit déjà. Cependant nous croyons que la poudre de viande sera toujours appelée à rendre d'utiles services, mais à la condition qu'elle sera fraîchement préparée par le pharmacien, à mesure des besoins, de manière à lui conserver tous ses avantages. C'est en se plaçant dans ces conditions que MM. Debove et Dujardin-Beaumetz ont obtenu les résultats que tout le monde connaît.

Sucs, extraits et autres préparations de viande.

Si la poudre de viande possède une haute valeur nutritive, il n'en est plus de même des sucs, des extraits, des élixirs et des vins à base de viande. La viande n'abandonne à la pression, à la solution que très peu de principes albuminoïdes, mais, en revanche, des matières extractives et beaucoup de sels. On obtient ainsi des préparations stimulantes, comme le bouillon, mais dont la valeur nutritive est à peu près nulle. Ils ne sauraient donc être considérés comme des agents de l'alimentation thérapeutique et doivent être placés dans le cadre de la médication stimulante, à côté de l'alcool.

Peptone de viande.

Les peptones sont des produits qui résultent de l'action *in vitro* du suc gastrique ou de la pepsine sur les matières albuminoïdes et principalement sur la viande avec laquelle on les prépare généralement. Funke [1] a démontré que leur pouvoir osmotique à travers les membranes animales était supérieur à celui de l'albumine normale. Henninger [2] dit qu'il est probable que, dans l'organisme, les peptones se transforment de nouveau en albumine ; mais il n'est pas démontré que dans les voies digestives toute l'albumine se transforme en peptone ; Voit et Brucke croient, au contraire, qu'une partie notable de l'albumine des aliments est résorbée en nature.

[1] *Arch. fur path. anat.*, t. 13, p. 146.

[2] *De la nature et du rôle phys. des Peptones.* Paris, 1878.

Les expériences faites pour établir si l'organisme peut être exclusivement nourri avec des peptones présentent de sérieuses difficultés, car ces produits, administrés à haute dose, provoquent rapidement la diarrhée, et les animaux les refusent à cause de leur goût désagréable. Voit croit que la peptone se consume très rapidement dans l'organisme, qu'elle enraye le mouvement de désassimilation de l'albumine organique, mais qu'elle ne saurait concourir à la formation de nouvelles cellules ou tissus. Pour obtenir ce résultat, il faudrait à un malade 80 grammes de peptone sèche par jour, en outre des aliments hydrocarbonés, en proportion voulue. Le rôle des peptones, en thérapeutique, se restreindra donc toujours dans des limites assez étroites et ce rôle ne pourra être que palliatif et temporaire.

Préparations alimentaires à base de sang.

Au point de vue de nos habitudes culinaires, le sang, *cette chair coulante*, est considéré comme un aliment médiocre. L'influence psychique que son seul aspect exerce sur bien des personnes, sa proscription par certaines religions, enfin, divers préjugés qui ne sont pas plus justifiés que ceux qui s'attachent à la viande de cheval, tout cela contribue à le faire bannir de nos tables. Ce qui le prouve, c'est qu'il est proscrit de l'alimentation chez certains peuples et très apprécié par d'autres. Malgré toutes considérations, et en examinant les choses d'un peu plus près, on s'apercevra que le sang joue dans l'alimentation habituelle un assez grand rôle, sans que nous nous en rendions compte. La viande retient toujours une assez forte proportion de sang ; les viandes dites saignantes figurent avec honneur sur nos tables et sont considérées par les médecins, aussi bien que par le public, comme plus stimulantes et plus digestibles que les viandes très cuites. Nous mangeons les volailles et le gibier avec tout leur sang. Certaines préparations culinaires à base de sang, telles que le boudin, sont consommés en quantités considérables. Les Bédouins consomment toujours le sang avec la viande. En Italie et dans le Midi de la France, on fait usage du sang, qu'on expose à la vente dans des poêlettes analogues à celles dont on se sert pour la saignée. Les Lapons boivent le sang de leurs rennes, mais ils le conservent plus ordinairement dans la vessie de cet animal, l'exposent au froid, le laissant condenser et devenir solide. Lorsqu'ils veulent en faire des potages, ils coupent ce dont ils ont besoin et le font bouillir avec du poisson.

Dans les steppes de l'Amérique du Sud, on mange le sang sans l'avoir coagulé, mais avec des condiments très sapides. Les Indiens de la Nouvelle-Espagne recueillent avec soin, pour s'en nourrir, le sang des bisons qu'ils tuent dans leurs chasses. Ceux des Pampas, lorsqu'ils abattent une cavale, collent leur bouche sur la plaie et avalent à longs traits le sang qui s'en écoule.

Pendant le siège de Paris, tout le sang des abattoirs a été utilisé pour l'alimentation, à laquelle il a apporté un appoint qui n'était pas à dédaigner (1).

Le docteur Glück (2), après avoir expérimenté l'emploi du sang frais, dans des cas désespérés où les malades ne pouvaient supporter l'alimentation ordinaire, obtint des résultats tellement satisfaisants, qu'il l'employa ensuite, comme médicament, dans d'autres cas, tels que l'anémie, les maladies chroniques. Il fit préparer des soupes et des légumes, riz, sagou, gruau, pommes de terre, carottes, etc., mêlés de sang frais, qui furent adoptés par le comité de bienfaisance de la ville de Liverpool. Ce comité, après enquête, conclut en ces termes :

1° L'addition de sang rend les soupes plus nourrissantes ;

2° Il n'y a pas d'aversion pour les soupes, même une préférence dans beaucoup de cas. Les expériences avaient été faites sur 300 enfants, qui furent pendant longtemps soumis à l'usage de ces soupes avec grand profit.

Tout récemment, un pharmacien de Paris a proposé l'usage du sang desséché pour la confection du bouillon.

(1) Payen, *Communication à l'Académie des sciences*, 1871.

(2) *Gaz. all. de thérap.*, nov. 1880.

Emploi thérapeutique du sang

Après cette courte énumération historique. nous arrivons aux expériences physiologiques et thérapeutiques sur l'emploi du sang. L'idée qui fait du sang l'emblème de la force et de la santé n'est pas un préjugé populaire, mais une idée parfaitement physiologique et vraie, que la fréquence des anémies de notre époque rend encore plus évidente. Si l'on examine sa composition chimique, on reconnaîtra qu'elle est identique à celle de la viande, sauf pour ses parties minérales et cette différence est toute à l'avantage du sang : ce liquide contient, en effet, beaucoup plus de sels de soude, tandis que les sels de potasse dominent dans la viande. Or, les sels de soude sont bien plus répandus dans l'organisme et, par conséquent, plus nécessaires dans une alimentation thérapeutique que les sels de potasse. Ils sont plus digestifs, plus stimulants et ne produisent pas, même à haute dose, les effets toxiques des sels de potasse. L'action toxique de ces derniers doit toujours être présente à l'esprit du médecin, dans les cas où les émonctoires naturels. surtout les reins, fonctionnent mal. De grandes quantités de bouillon peuvent suffire, dans ces cas, à produire une véritable intoxication. M. Bouchard proscrit complètement le bouillon dans les accidents urémiques (1).

Le sang est riche en *fer* et : « Il faut une certaine combinaison du fer avec les aliments, a dit Claude Bernard, pour que son absorption ait lieu ». C'est sous cette forme de combinaison aux aliments qu'à l'état normal, nous assimilons et désassimilons des quantités relativement notables de fer. Dans l'anémie simple, après une hémorrhagie, dans la convalescence des maladies graves qui ont amené l'aglobulie près de ses extrêmes limites, il n'est pas nécessaire, quand les fonctions digestives s'accomplissent bien, d'administrer des préparations de fer, pour reconstituer rapidement les globules. Celui que les aliments renferment suffit.

(1) *Leçon sur l'urémie (Semaine médicale)*, 1886.

Mais lorsqu'il existe des troubles digestifs, si l'alimentation est insuffisante, la reconstitution des hématiés ne peut se faire qu'en administrant des ferrugineux. N'est-il pas des plus avantageux de pouvoir recourir alors un ferrugineux physiologique, alimentaire, très riche, comme l'est le sang ?

Il est donc bien naturel que l'on ait cherché à tirer parti de cette combinaison d'éléments : albumine, sels et fer, pour faire du sang un agent thérapeutique de reconstitution. Le sang, dans les vaisseaux, est le véritable aliment des tissus, le milieu dans lequel ces derniers puisent tous les principes pour leur formation, leur accroissement et leur entretien ; c'est l'unique aliment véritablement complet, a dit Paul Bert. Pourquoi, dans l'alimentation thérapeutique surtout, n'emploierait-on pas alors le sang, aliment certainement plus complet que la viande, qui, elle, n'est qu'une partie de ce liquide organisée à l'état solide ?

Du sang frais en boisson.

Ces considérations n'avaient pas échappé aux médecins, et bien avant que la composition chimique du sang ne fût connue, beaucoup d'entre eux l'ont prescrit, en boisson, à l'état frais et chaud, aux personnes faibles et principalement aux phtisiques. A certaines époques, par suite des résultats favorables obtenus, il s'est produit un véritable enthousiasme pour ce traitement et des établissements spéciaux furent créés dans un grand nombre de villes, afin de fournir du sang frais aux malades. Mais cet engouement fut bientôt suivi d'une réaction provoquée par les troubles digestifs auxquels donnait lieu le sang ainsi absorbé, à pleins verres, et qui demandait une grande activité des fonctions digestives. Il fallait, en effet, tenir compte de ce fait que le sang frais, aussitôt qu'il est introduit dans l'estomac, se coagule, sous la forme d'une masse globuleuse et dure, que des estomacs déjà affaiblis sont insuffisants à digérer. Ceci ne prouve rien contre la digestibilité du sang frais, car un morceau égal du filet le plus tendre, non mastiqué, eût produit les mêmes effets. Le docteur Glück qui, pour éviter la coagulation en masse du sang dans l'estomac, le divisait en le mélangeant à d'autres aliments, n'a jamais observé ces phénomènes d'intolérance.

Malgré ces inconvénients, le sang est prescrit journellement en boisson, et les médecins publient encore fréquemment les bons résultats qu'ils obtiennent de ce traitement; ces bons résultats seraient encore bien plus fréquents et les inconvénients très réels de l'emploi du sang frais disparaîtraient si, comme Glück, on avait soin de l'associer à d'autres aliments.

Lavements de sang.

Les lavements de sang, peu employés en France, ont été expérimentés par nombre de médecins américains. Ces expériences démontrent que le sang peut être absorbé par la muqueuse rectale. Le docteur Smith[1] rapporte onze cas, dans lesquels les lavements de sang ont été prescrits, sur lesquels on ne constate qu'une seule fois une assimilation défectueuse. Le docteur Stewart[2] relate soixante-trois observations où l'alimentation rectale par les lavements de sang a réussi dans des cas de dysphagie, de septicémie, de cancer du pylore, etc. Le docteur Andrews[3] cite quatre-vingts observations et conclut que le sang défibriné se prête admirablement aux injections rectales. Injecté une à deux fois par jour, à la dose de 2 à 6 onces, il produit une espèce de constipation qui, dans un petit nombre de cas, dégénère en constipation chronique.

Mœller[4] a constaté, à la suite de ces lavements, une augmentation constante de l'excrétion de l'urée ; sans albumine ni sang ; les selles renfermaient très peu de sang ; il conclut qu'un malade peut être soutenu pendant plusieurs jours avec des lavements de sang.

Le sang peut donc être assimilé par la muqueuse rectale,

(1) *Med. Record*, 1882.
(2) *Proceding of the therap. Society*.
(3) *Arch. of med.*, 1879.
(4) *Deutche med. Woch*, 1882, n° 45.

mais à la condition que cette muqueuse soit saine. Quand il existe de la diarrhée, quand le malade est trop débilité et que l'assimilation n'a pas lieu, il dégage au bout de quelques jours, une odeur infecte qui oblige de suspendre le traitement. Le cas s'est présenté chez le président Garfield dont le docteur Blitz rapporte l'observation.

Il serait facile de se mettre à l'abri d'un si grave inconvénient en employant, pour les injections, du sang peptonsié. La peptonisation *in vitro* du sang s'obtient aussi facilement que celle de la viande, et si l'amertume de ces peptones rend difficile leur administration par la bouche, elle ne représente aucun inconvénient par la voie rectale.

Injections de sang dans le péritoine et dans le tissu cellulaire.

La résorption, souvent très rapide, de vastes épanchements sanguins a inspiré l'idée de faire absorber le sang en l'injectant dans le tissu cellulaire ou dans la cavité péritonéale. Comme pour la transfusion veineuse, il faut employer ici du sang de même espèce, du sang humain, chez l'homme. Le sang d'autres espèces donne lieu à des accidents locaux d'irritation et à des accidents généraux, tels que l'hémoglobinurie. Les injections de sang dans le péritoine ou dans le tissu cellulaire constituent un mode d'absorption plus rapide que l'absorption par les voies digestives.

Les premiers essais de ce genre sont dus à Ponfick qui opéra sur des animaux, puis par Bizozerro et Golgi (1) en Italie, Obalinski (2), Ziemzen (3) en Allemagne, Remy et Grenet (4), Bernutz (5) en France. Les conclusions de ces diverses expériences sont les suivantes :

1° Les globules sanguins du sang injecté s'unissent bien,

(1) *Ac. des sc.* Turin, 1879.

(2) *Cent. fur chirurgie*, 1880.

(3) *Arch. fur Klin med.*, 1885.

(4) *Soc. biologic*, 16 juin 1883.

(5) *Gaz. des Hôp.*, 3 juin 1882.

en effet, à la masse du sang en circulation. Déjà vingt minutes après l'injection, on peut démontrer l'augmentation progressive, dans le sang, de la quantité des globules rouges ; le maximum d'augmentation s'obtient dans une période de un à deux jours.

2° L'augmentation de l'hémoglobine est en proportion de la quantité de sang injecté. On a noté cependant que cette proportion existe seulement dans certaines limites, car elle n'est plus très exacte quand la quantité du sang transfusé est très abondante. Le maximum d'augmentation observé a été de 57 pour 100 de la quantité primitive de l'hémoglobine du sang en circulation.

3° L'augmentation d'hémoglobine se maintient longtemps après l'opération ; elle a lieu aussi bien chez les animaux bien portants que chez ceux que l'on a anémiés par la saignée.

M. Bernutz a pratiqué des injections sous-cutanées de sang sur deux malades atteints d'ulcère simple avec vomissements incurables. Il se servait tantôt du sang d'un chien de forte taille, tantôt de sang de poulet ; c'était dans le but de suppléer à l'alimentation. Le résultat du traitement fut très heureux chez les deux malades.

Remarquons ici que M. Bernutz, tout en servant de sang d'animaux n'a pas observé les accidents survenus à d'autres expérimentateurs tels que l'hémoglobinurie.

Inhalations du sang.

Fubini (1) a étudié l'action des inhalations de sang par les voies respiratoires ; 20 grammes de sang de bœuf défibriné sont mêlés à 80 grammes d'eau additionnée de sel marin et introduits dans les voies respiratoires à l'aide d'un pulvérisateur. L'inhalation de 100 grammes de ce mélange est parfaitement tolérée et ne produit aucun effet d'excitation locale. Les observations que l'auteur a recueillies ont trait à des cas d'anémie grave, spécialement à un cas dans lequel l'anémie avait été provoquée par des épistaxis abondantes et

(1) *Cent. fur die med. Wiss*, 1885, n° 9.

répétées. Chez tous, l'amélioration produite se manifeste non seulement par le relèvement de l'état général mais aussi par la numération des globules.

Malgré les résultats favorables de ces expériences, on ne peut croire que les injections sous-cutanées de substances alimentaires soient appelées à devenir un mode habituel d'alimentation des malades ; elles exigent trop de soins et de précautions. Elles démontrent toutefois la puissance reconstituante du sang, et le rôle qu'il joue dans les préoccupations des médecins qui s'occupent de l'alimentation thérapeutique.

Poudres de sang.

L'idée d'employer le sang desséché remonte déjà à 1852 et est due à Mauthner, de Vienne, dont les travaux furent peu connus en France. Panum et Heidberg l'expérimentèrent sur des animaux carnivores qui, nourris avec du sang, prospéraient aussi bien que ceux qui sont nourris avec de la viande. L'augmentation de l'urée se montrait toujours proportionnelle à la quantité de sang absorbé. C'est à la suite de ces expériences que Panum a fait fabriquer un pain très nutritif en incorporant le sérum sanguin à la pâte, et l'usage de ce pain s'est rapidement étendu parmi les classes pauvres en Suède.

Mais les expériences les plus remarquables ont été faites par M. Paul Bert et surtout par M. P. Regnard (1). Ce dernier a nourri, avec du sang desséché, non seulement des carnivores, des volailles, faisans, canards, mais encore des herbivores, des agneaux au sevrage et cela avec le plus grand succès. Depuis ces expériences, l'usage du sang desséché s'est répandu et il s'en consomme aujourd'hui de grandes quantités, principalement pour l'élevage des volailles.

En thérapeutique, de nombreuses tentatives furent également faites, afin de remplacer l'emploi du sang frais. On prépara d'abord des pilules d'extrait de sang, mais ces pilules

(1) Communication à la Soc. de biologie, 20 juin 1882.

ne contenaient qu'une trop faible quantité de sang et il fallait en pousser les doses à 15 ou 20 par jour avant d'en obtenir un effet utile. On n'avait en vue que d'administrer sous cette forme du fer plus facilement assimilable.

En 1876 M. le docteur Gustave Lebon proposa d'employer le sang desséché comme aliment, remplaçant la viande crue et le sang liquide, et comme ferrugineux. Le travail de M. Lebon fut mieux accueilli à l'étranger qu'en France. En Amérique surtout, le sang desséché fut employé par un grand nombre de médecins et plusieurs mémoires reposant sur des centaines d'observations furent publiés sur les résultats avantageux que donnait cette médication. La poudre était employée seule ou associée à d'autres substances protéiques, à des sels. Il fut constaté que les résultats étaient dus principalement à la valeur nutritive du sang. Dans beaucoup de cas où le fer se montrait sans effet, cet effet se produisait énergiquement dès que l'on y ajoutait de la poudre de sang. Lorsqu'elle était mal digérée, par suite du manque de suc gastrique, on y ajoutait de la pepsine.

Toutefois la poudre de sang soluble, c'est-à-dire préparée à basse température, présente encore quelques inconvénients. De même que la viande crue, elle expose au développement du tænia ; dissoute dans l'eau, elle se coagule en masse dans l'estomac, à moins qu'elle ne soit mêlée à d'autres aliments, ce qui n'est pas agréable au malade. Elle présente une odeur de sang *sui generis*, et un goût fade assez désagréable. Pour éviter ces inconvénients, j'ai fait préparer de la poudre de sang cuit, dont l'odeur et le goût sont moins prononcés, pour ainsi dire nuls, qui, bien desséchée, se conserve indéfiniment et n'expose plus au tænia. On peut se demander si le sang cuit est aussi digestif que le sang cru ? A priori cette question doit être résolue par l'affirmative ; la viande cuite se digère au moins aussi bien que la viande crue ; pourquoi n'en serait-il pas de même du sang cuit ? Le sang cru ne doit-il pas d'ailleurs subir dans l'estomac, une coagulation préalable avant d'être peptonisé et dissout ? Mais mieux que toute théorie, l'expérience devait prononcer. Mes premières observation, consignées dans le *Bulletin de théra-*

peutique de 10 mai 1883, établirent que cette digestibilité était parfaite, même dans des cas où aucun autre aliment n'était toléré. Depuis cette époque, la poudre de sang cuit fut expérimentée par un grand nombre de médecins, et de plusieurs centaines d'observations qui m'ont été communiquées, on peut tirer les conclusions suivantes :

1° La poudre de sang cuit est beaucoup plus facilement acceptée par les malades que la poudre de viande ; il est surtout plus facile de leur en faire continuer l'usage.

2° Elle exerce une stimulation beaucoup plus prononcée sur l'appareil digestif et ramène très promptement l'appétit. Cette stimulation s'étend à tout l'organisme et particulièrement à l'utérus dans les cas d'aménorrhée.

3° Elle est le ferrugineux le plus sûr et le plus prompt. Son action contre l'anémie et la chlorose se manifeste avec éclat dans les cas où les ferrugineux habituels n'ont produit aucun résultat.

4° Elle remplace, avec avantage, la viande crue dans tous les cas où cette dernière est indiquée ; chez les jeunes enfants, par exemple, soumis à l'allaitement artificiel, sujets à la diarrhée, elle est aussi efficace et d'un emploi beaucoup plus facile, car elle se mêle aisément au lait du biberon.

5° Elle est aussi digestible que les meilleures poudres de viande.

Ces résultats thérapeutiques sont les conséquences nécessaires de la composition du sang, de l'association des éléments multiples dont il se compose. Rien, en somme, ne peut apporter à un organisme anémié un ensemble aussi complet de tous les principes nécessaires à sa reconstitution.

Fibrine du sang.

Dans la préparation des poudres de sang solubles, il est indispensable de débarrasser ce liquice de la fibrine par un battage prolongé. La fibrine pourrait être conservée dans la préparation de la poudre de sang cuit, mais sa présence rend la préparation plus longue et plus difficile.

On ne connaît guère des usages de la fibrine que son

emploi dans les essais de la valeur digestive de la pepsine, emploi qui indique déjà sa facile digestibilité. Au point de vue de sa valeur nutritive on connaît les célèbres expériences de Magendie qui sont loin de lui être favorables.

Toutefois la composition chimique de la fibrine est presque identique à celle de l'albumine du sang et de la musculine de la viande ; ainsi qu'on peut le voir d'après le tableau suivant.

100 grammes, calculés à l'état sec, donnent à l'analyse :

	ALBUMINE DU SANG Plaifair.	FIBRINE DU SANG	CHAIR MUSCULAIRE Plaifair.
Azote......	17.172	16.6	17.15
Carbone ...	51.950	52.6	51.83
Hydrogène.	7.165	7 »	7.56
Oxygène...	19.295	} 23.8 {	19.23
Cendres....	4.418		4.23

Ses propriétés chimiques la rapprochent plus de la musculine que de l'albumine. Comme elle, elle se dissout dans l'acide chlorhydrique au millième et reparaît de nouveau à l'état insoluble par la neutralisation exacte de la liqueur. Dans l'estomac, elle se transforme plus rapidement que la chair musculaire ou *syntonine*, et comme la musculine, elle subit, dans le duodénum la transformation complète en peptone.

La plupart des savants : Liebig, Brucke, Hope-Seiler, Voit, etc., ont admis, d'après leurs expériences, que toutes les solutions dérivées de substances albuminoïdes, sous l'influence des acides, ont à peu près les mêmes propriétés et constituent une seule et même substance appelée syntonine.

Restent les expériences de Magendie : les animaux alimentés avec de la fibrine du sang dépérissaient rapidement et mouraient au bout de quelques semaines. Mais Magendie ne dit pas si ses animaux mangeaient la fibrine qu'on leur donnait ; ces animaux étaient privés de sels, de corps gras. Voit a démontré que lorsqu'on veut entretenir un animal avec des substances albuminoïdes pures, comme la viande, il en faut des quantités considérables que ne consommaient probablement pas les animaux de Magendie. « Nourrissez des chiens, des rats, des lapins, avec de la chair musculaire exempte de graisse, avec de l'albumine cuite, de la fibrine, de la caséine, dit M. Gautier, les animaux mis en expériences succomberont moins rapidement, car ils trouvent dans ces substances des matières protéiques pour refaire leurs muscles, et du carbone pour entretenir leur chaleur, mais la tendance à la combustion des principes ternaires contenus dans le corps de l'animal est tellement puissante, que ceux-ci disparaissent bientôt, l'organisme dépérit et la vie s'éteint (1). »

De nouvelles expériences infirment d'ailleurs celles de Magendie. Plosz (2) a nourri un petit chien du poids de 1302 grammes, avec un composé artificiel de graisse, de sucre, très semblable au lait, mais où la caséine était remplacée par de la fibrine artificiellement digérée. Au bout de 18 jours de ce régime, ce chien avait grandi, et son poids avait augmenté de 501 grammes. Maly (3) a répété cette expérience sur des pigeons, et Adamkiewitz, sur des chiens avec les mêmes résultats.

M. Gréhant a communiqué à la Société de biologie (12 juillet 1884) le résultat d'expériences qu'il a faites sur des chiens avec la peptone de fibrine ; ces chiens ont rapidement augmenté de poids. MM. Bouchereau, Henninger, Quinquand ont rapporté, dans la même séance, des observations de malades traités par la fibrine peptone. Les malades ont tous augmenté de poids, et il y eut, en même temps, augmentation dans l'excrétion de l'urée. Enfin, dans un travail très récent, sur la digestion stomacale, M. Herzen, professeur de physiologie à l'Académie de Lausanne, vante beaucoup la gelée de fibrine, obtenue par l'action de l'acide chlorhydrique à 2 ou 2 1/2 pour 1000 ; il en a obtenu d'excellents résultats dans des cas de dyspepsie tenace, dans les

(1) Gautier, *Chimie appl. à la phys.*, tome 1er, page 84.
(2) *Arch. de Pflüger*, 1874.
(3) *Arch. de Pflüger*, 1874.

maladies graves, de l'emploi de cette gelée qu'il appelle un idéal d'aliment albumineux.

Il paraît donc démontré que la peptone de fibrine est équivalente à la peptone de viande. Nous avons déjà dit que la peptonisation de la fibrine s'opère plus facilement que celle de la viande. On peut en conclure que la fibrine, nutritive comme la viande, plus digestible, est supérieure à cette dernière comme aliment thérapeutique. Desséchée, elle se réduit aisément en une poudre blanchâtre, qui n'a ni goût, ni odeur, qui peut être prise dans un véhicule quelconque et qui enfin peut entrer dans la composition d'un biscuit, d'un chocolat, même du pain. La peptone de fibrine, de son côté, ne présente pas le goût désagréable des peptones de viande.

Si la fibrine est aussi riche en azote que la viande, on peut lui reprocher d'être beaucoup plus pauvre en sels. Dans la pratique, cet inconvénient disparaît, car les malades absorbent généralement dans leurs boissons, le bouillon, le lait, etc., plus de sels que leur organisme n'en demande.

Le fer, dont la présence est si utile dans la poudre de sang, peut cependant, dans certains cas, devenir une contre-indication de son emploi. Chez certaines femmes aménorrhéiques, son usage prolongé peut provoquer de véritables métrorrhagies ; dans la phtisie à forme éréthique, son action trop stimulante peut favoriser les hémoptysies. Je me suis bien trouvé, dans ces cas, de l'emploi de la poudre de fibrine du sang, administrée comme la poudre de viande qu'elle peut remplacer dans tous les cas avec avantage. Elle se conserve mieux, n'a aucun goût et est plus facilement digérée.

Préparations liquides à base de sang : sirops, élixirs, vins.

Si, comme nous l'avons vu plus haut, la viande ne saurait se prêter à la préparation de sirops, de vins ou d'élixirs nutritifs, parce que la musculine est insoluble, il n'en est pas de même du sang. On peut aisément remplacer l'eau du sang par un sirop, de l'eau alcoolisée ou du vin peu riche en tannin. On peut charger très fortement ces liqueurs des principes albuminoïdes et ferrugineux du sang, au point de donner au vin la consistance d'un sirop épais. Ce sont les bons vins de Lunel et de Frontignan qui se prêtent le mieux à cette préparation, et le sucre qu'ils renferment naturellement favorise la dissolution de l'albumine. On obtient ainsi de véritables produits alimentaires ayant autre chose que le nom, et très agréables au goût. On peut leur associer un grand nombre de médicaments : quinquina, phosphate de chaux, arsenic, mercure. L'albumine a pour effet de détruire l'action irritante locale des médicaments sans entraver leurs effets généraux et les albuminates gagnent de jour en jour plus de faveur en thérapeutique sous-cutanée.

Les vins ou élixirs à base de sang se trouvent indiqués dans les mêmes cas que les poudres, mais ils sont surtout appelés à rendre des services dans les affections fébriles graves, où il faut alimenter et stimuler à tout prix, dans la fièvre typhoïde, par exemple. Le vin que nous avons fait ainsi préparer donne à l'analyse, par litre :

Matières protéiques, albumine : 144 grammes donnant 11 grammes 50 d'azote ;

Cendres et sels, 5 grammes 66 ;

Fer réduit à l'état de sesquyoxyde, de 1 gramme 05.

Quelle que soit la préparation, la valeur nutritive et la digestibilité d'un aliment, dans les cas de fièvre grave, où toute sécrétion de l'estomac est suspendue, l'alimentation est impossible. Le médecin n'introduit dans l'estomac que des corps étrangers qui restent inertes par défaut de suc gastrique. C'est pour cela que nous avons fait ajouter de la pepsine au vin. L'acide est fourni par les boissons acidulés que prend le malade et parmi lesquelles la limonade chlorhydrique doit être préférée à toute autre, et par le vin lui-même, qui a toujours pour effet d'augmenter l'acidité de l'estomac.

Indications de l'alimentation thérapeuthique.

L'anémie est l'état caractéristique de notre époque. Non seulement le médecin est très sobre d'évacuations sanguines, mais encore la nécessité, l'urgence de soutenir les forces organiques en cas de maladie s'impose de la manière la plus évidente. Les causes qui ont déterminé l'affaiblissement général de nos générations actuelles sont fort complexes. Il est certain que le bien-être a beaucoup augmenté; dans les campagnes mêmes, l'homme est mieux logé, mieux nourri et mieux vêtu qu'autrefois, et cependant l'anémie et la chlorose y deviennent de plus en plus fréquentes. Faut-il en accuser la civilisation? les excitations continuelles du système nerveux? Cette raison, très applicable aux habitants des villes, l'est beaucoup moins à ceux des campagnes. Subissons-nous le contrecoup des doctrines de Broussais et les effets des saignées immodérées de nos mères? Nos aliments ont-ils perdu de leur valeur nutritive par suite de l'épuisement du sol? La dégénérescce de certaines espèces animales dont le poids a notablement baissé, comme les moutons élevés en Normandie, par exemple, la diminution de la teneur en azote qui a été remarquée en Allemagne sur l'orge, permettent de supposer une cause de ce genre. Quoi qu'il en soit, le fait est évident et s'impose surtout au médecin.

Le meilleur moyen de soutenir, de stimuler un organisme est de l'alimenter dans la mesure de ses besoins. Dans la plénitude de sa santé, la chose se produit spontanément et la mesure est indiquée par la satisfaction de la sensation des besoins de l'organisme. A l'état de maladie, au contraire, ces sensations sont émoussées, et la mesure n'est plus atteinte; il y a alimentation insuffisante. L'alimentation insuffisante existe toutes les fois qu'il y a insuffisance d'apport relativement à la dépense, lors même que l'appétit persiste. Il y a des cas où les recettes sont insuffisantes, mais que l'organisme dépense plus qu'à l'état normal; dans d'autres, la recette semble suffisante, mais les aliments mal élaborés, sous l'influence de troubles dyspeptiques, n'atteignent pas leur but; enfin il y a des cas où il faut à l'organisme un surcroît d'aliments pour réparer des pertes antérieures, où il faut *suralimenter*. Toutes ces catégories diverses rentrent dans l'alimentation thérapeutique. Partant de ces points de vue, il nous est facile d'établir les indications de cette alimentation :

1° Toutes les anémies essentielles : la chlorose, la convalescence, l'état valétudinaire habituel, sans maladie caractérisée.

2° Les dyspepsies, dans lesquelles l'alimentation doit être aidée par les préparations officinales qui peuvent la combattre : amers, pepsine, eaux minérales, hygiène.

3° Les maladies chroniques dans lesquelles l'anémie joue un rôle important : phtisie, diabète, affections organiques, etc.

4° Les maladies aiguës graves à caractère adynamique.

L'aglobulie, soit primitive, soit consécutive, complique toujours les différents cas que nous venons d'énumérer. Pour la combattre, on a l'habitude de prescrire aux repas des préparations ferrugineuses. Malheureusement, les cas dans lesquels ces préparations sont mal supportées, provoquent ou entretiennent les troubles digestifs, sont de plus en plus fréquents. C'est pour cela que nous avons cherché à démontrer dans cette étude que le sang est un agent thérapeutique qui résume l'aliment le plus condensé avec le ferrugineux le plus rationnel, et qui se prête facilement à des modes d'emploi très variés.

7253. — Paris. Impr. Éd. Duruy et Cie, 22, rue Dussoubs.